THEO
e suas aventuras no escuro

Texto de Carolina Alves e Ilustrações de Logan Portela

Editora InVerso

® 2021. Editora Inverso

R. Doutor Goulin, 1523 Alto da Glória
CEP 80040-280 Curitiba-PR
(41) 3254-1616 e (41) 3558-8001
editorainverso@editorainverso.com.br
www.editorainverso.com.br
Facebook.com/editorainverso
Instagram @editorainverso

COORDENAÇÃO EDITORIAL
Cristina Jones
Editora InVerso

REVISÃO
Carlos W. Jorge

ILUSTRAÇÃO
Logan Portela

CAPA, PROJETO GRÁFICO E ARTE-FINAL
Adriane Baldini

DADOS INTERNACIONAIS DE CATALOGAÇÃO NA PUBLICAÇÃO (CIP)
Mona Youssef Hammoud – CRB/ 9ª 1393

A474f

ALVES, Carolina. **Theo e suas aventuras no escuro.**
Logan Portela [il.] Curitiba: InVerso, 2021
36 p. 20 X 22 - PTBR

ISBN: 978-65-86436-93-8

1. Literatura infantil. 2. Medo. 3. Emoções.
4. Amizade. 5. Coragem. I.Título

CDD. 028.5

Literatura infantil: B869.341

Para minha filha Ana Clara, que me inspira, e minha família, que me incentiva a realizar meus sonhos.

Agradeço especialmente a Dinda Luci, tia Thé e mana Camila.

THEO

Theo é um menino muito querido. Tem uma mente curiosa, olhos observadores, um coração inquieto e uma imaginação que não cabe neste mundo.

Desde pequeno, seus pais sempre contaram histórias para ele dormir. Primeiro um livro com a luz acesa. Depois, contavam uma história com a luz apagada, para tentar embalar o sono.

Talvez por isso ame tanto os livros. Lendo ou ouvindo alguém contar uma história, sua mente viaja para longe. Vai para outros mundos. Mistura as histórias com seus sonhos, e a fantasia toma conta. Ele gosta de todo tipo de livro. Às vezes os clássicos, outras vezes livros novos, de aventuras. Cria histórias com suas lembranças, ou fantasias com o futuro.

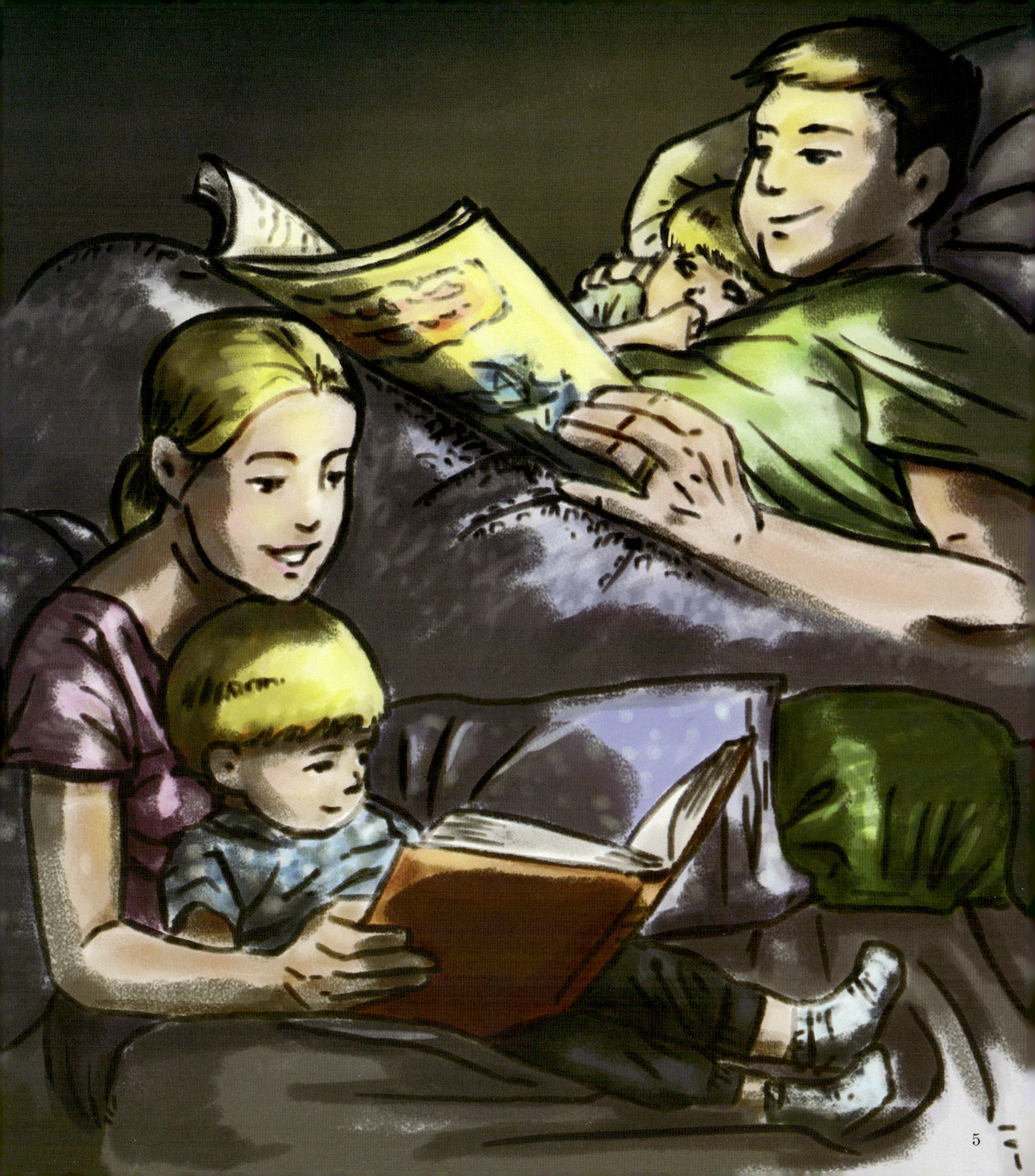

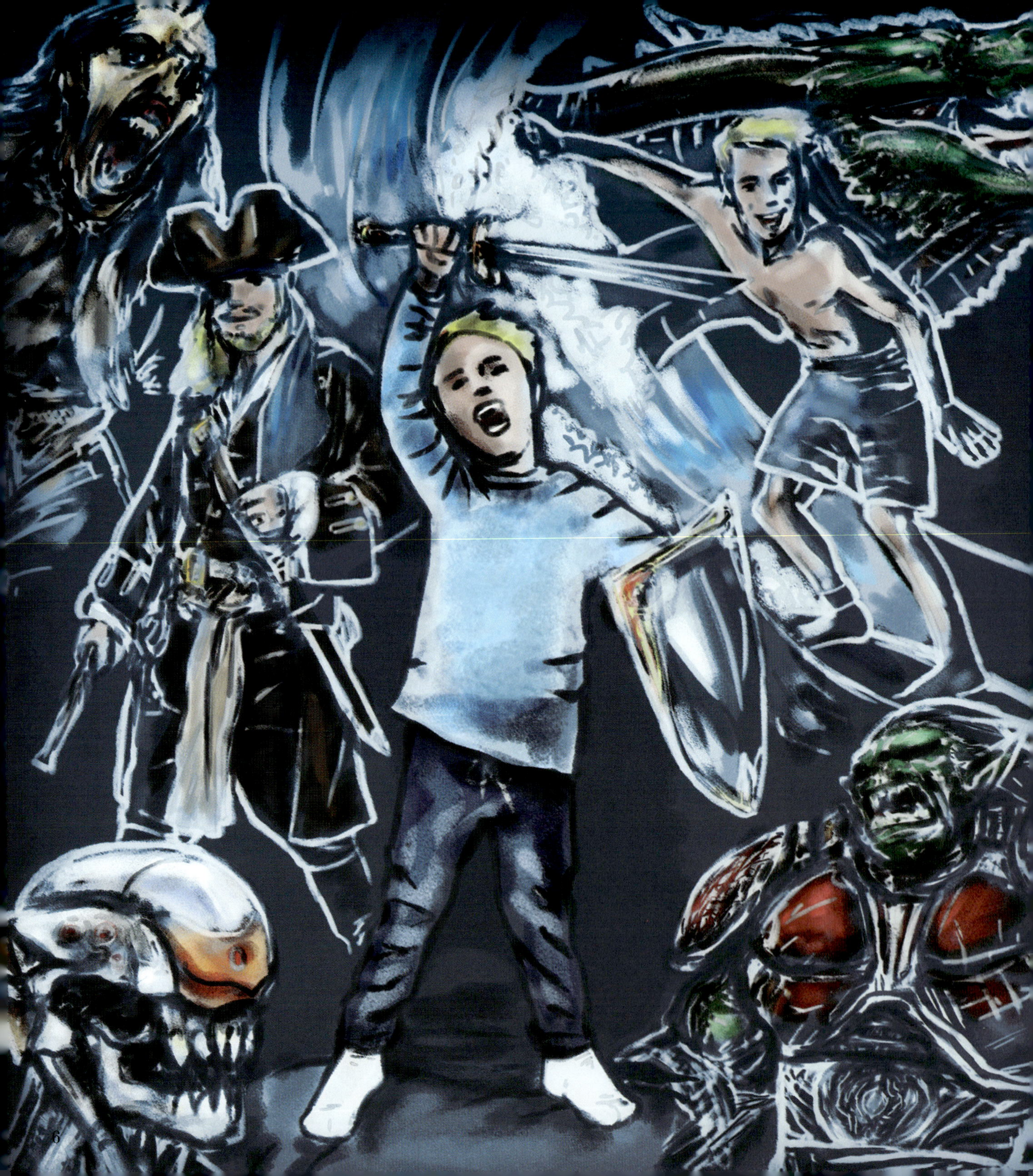

A verdade é que é na hora de dormir, de luz apagada, no escuro, que Theo mais se diverte.

No escuro ele inventa de tudo. Mundos fantásticos, super-heróis, viagens espaciais ou esportes radicais. No escuro ele não tem medo de nada.

Numa noite ele é o pirata, na outra surfa feliz em sua prancha. Uma noite é um rei, na outra um astronauta. Quanta coragem! Enfrenta monstros e dragões. Conhece magos e Trolls. Desbrava florestas e se diverte a noite inteira.

Todos os dias, quando acorda, corre todo empolgado para contar ao pai e à mãe tudo o que viveu durante a noite. Theo conta tudo com tanta emoção, que seus pais se divertem muito, tomando café da manhã com ele. Vai para a escola ainda embalado em suas aventuras.

MEDOS E CONQUISTAS

O problema é que ele também é muito tímido e medroso. Quando chega à escola, tudo muda. Tem medo de ralar o joelho ou de levar uma bolada num jogo qualquer. Medo de correr, porque uma vez tropeçou na aula de vôlei e torceu o pé. Teve até que usar gesso! Mas nesse dia, apesar de tudo o que aconteceu, ele até acabou achando bom, porque com o gesso foi proibido de praticar esportes por um tempo, e assim foi dispensado das aulas de educação física (de que ele não gostava nem um pouco).

Tem medo de bicicleta porque viu um amigo cair. Medo de patinete porque não tem um bom freio. Difícil achar alguma coisa da qual Theo não tenha medo!

Na hora do intervalo todos correm para brincar. Tem gente que faz escaladas, amigos no futebol, outros só correndo de um lado para o outro. Theo geralmente fica num banco na pracinha da escola, lendo ou brincando no seu tablet.

Já teve dias em que teve vontade de fazer o que os outros faziam. Mas curtia tanto aquele momento ali, quieto, lendo o que gostava e só observando os colegas, que nem ligava para toda aquela agitação. Quando alguém vinha convidar para brincar, a primeira coisa que ele perguntava era:

— Será que é perigoso?

Seu medo insistia em atrapalhar. Ele não entendia por quê. Nem sempre foi assim. Quando pequeno, pelo que contavam, era bem aventureiro. Não conseguia se lembrar, nem entender quando isso tinha mudado.

Ele inclusive não gostava dessa palavra, porque não achava que era bem "medo". Medo, para ele, era aquilo que temos de monstros e sustos. Mas o que ele sentia era diferente. Era um aperto no peito que não sabia explicar. Ele simplesmente sentia.

Theo é também muito inteligente e sempre tentou lidar com essas dificuldades. Ao mesmo tempo que se encolhia para algumas coisas, para assuntos da escola ele era muito bom! Ele não tinha dificuldades para apresentar trabalhos, enfrentar desafios nos estudos ou participar de gincanas das matérias em que era bom. Isso ele nem ligava. Enfrentava bem e dava verdadeiras aulas!

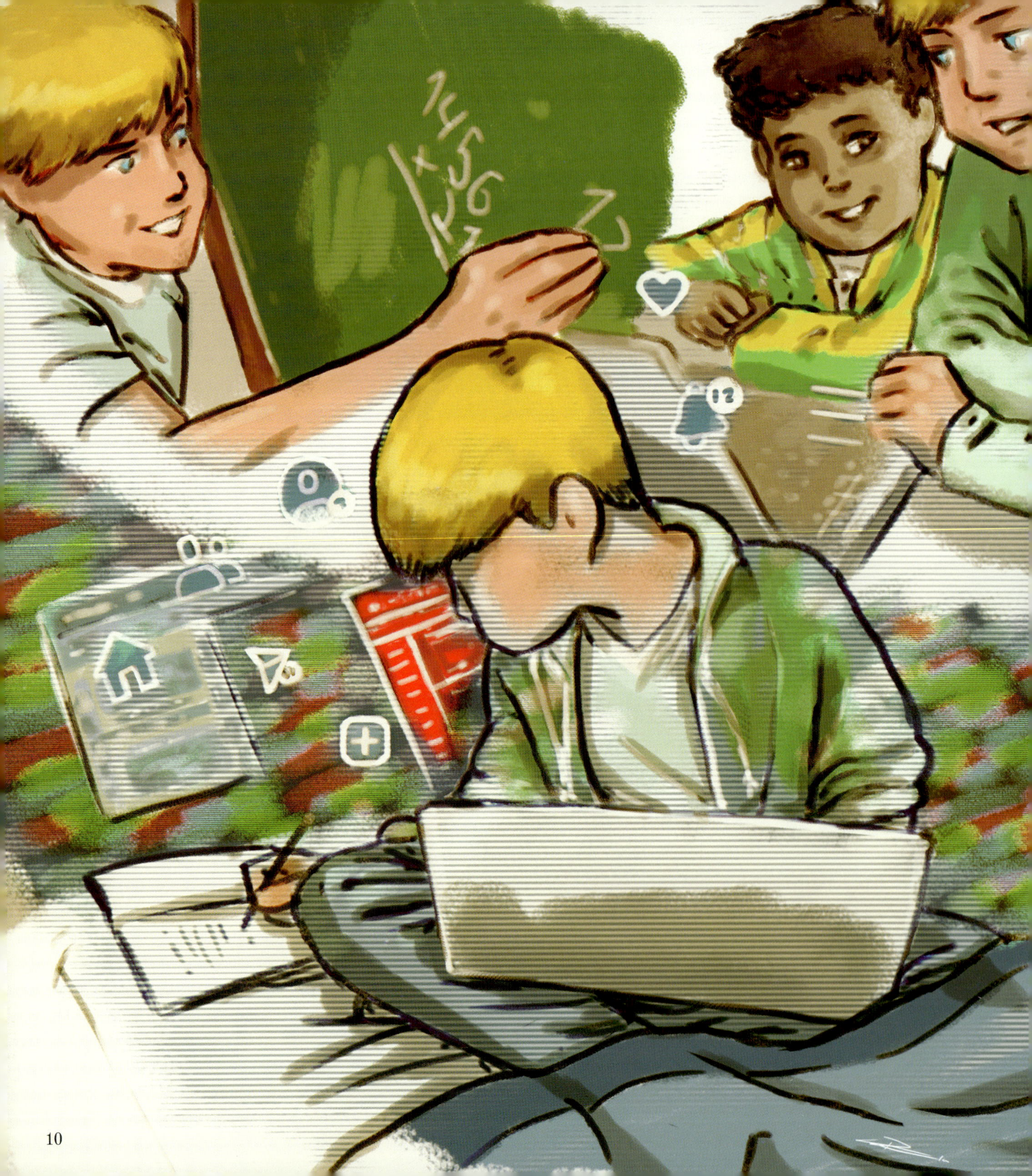

Ele também sempre interagiu muito bem nas redes sociais. Tem até um grupo de apoio, no qual ajuda alunos com dificuldades nas matérias mais difíceis. Nesses grupos ele é campeão em seguidores da escola, e ajuda muito mais gente do que pensa. Isso sem falar nos jogos de videogame online, em que ele praticamente coleciona medalhas. Seu fraco é mesmo tudo que exige espontaneidade ou esportes.

Mesmo ficando na dele, nem sempre tem sossego. Na escola do Theo tem uma turminha do barulho, que adora incomodar. Volta e meia eles vêm, tiram o livro da mão dele e tentam fazê-lo de "bobinho". Jogam seu livro de mão em mão para ele não pegar.

Só que Theo nem liga. Fica na dele, não dá bola. Quando desistem de provocar, pega seu livro, muda de lugar e segue a sua rotina.

LILI

Ah! Mas tem a Lili!

Lili é uma menina linda, querida e estudiosa. Esperta como Theo, mas sempre rodeada de amigos. Cabelo castanho, pouco abaixo do ombro e um olhar cativante que parece que consegue enxergar o coração das pessoas.

Theo e Lili se conhecem desde muito pequenos. Seus pais são amigos e praticamente vizinhos: moram na mesma rua. Quando eram menores, brincaram muito juntos. Theo é pouco mais de um ano mais velho que Lili. Ele inclusive a ajudou a aprender a ler. Mas quando ele cresceu, sua timidez tomou conta. Mesmo assim sempre presta atenção a tudo que Lili faz, e até ri de suas piadinhas quando, de longe, consegue ouvir parte da conversa.

Numa segunda-feira, logo cedo, alguns meninos tiraram os cadernos da mala do Theo sem ele ver! Na aula a professora disse:

— Theo, traga para mim seu caderno com as questões passadas ontem.

— Mas, professora — ele respondeu — não sei o que aconteceu! Não estou achando meu caderno!

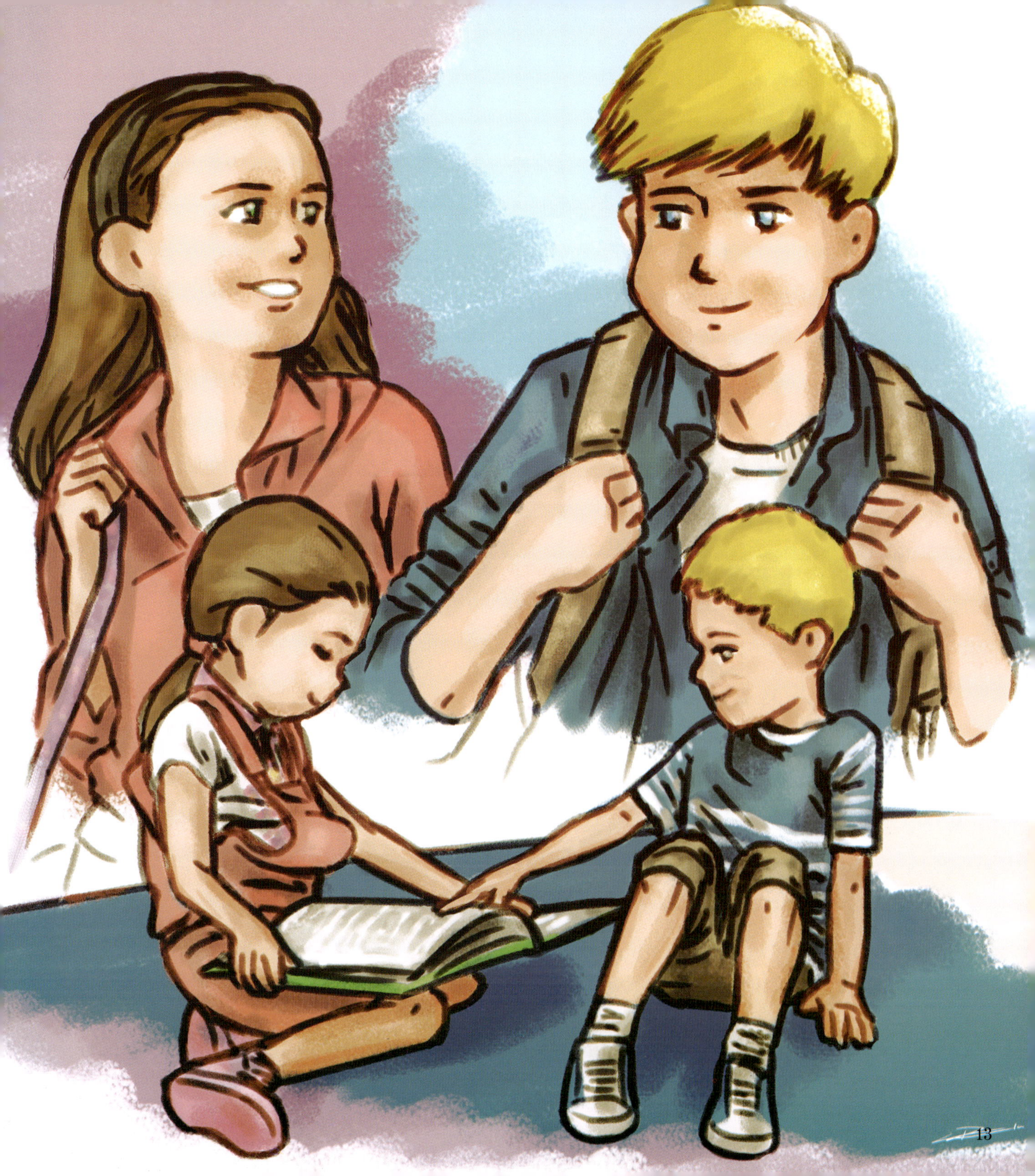

— Theo, era lição de casa. Você fez ou não?

— Claro que fiz, professora! Mas... não está comigo!

E a professora concluiu:

— Vai perder a nota do trabalho.

Ele arregalou os olhos, nervoso, e, meio tremendo, disse:

— Desculpe, professora, não vai mais acontecer.

Lili logo desconfiou de que tinha algo errado. Theo nunca deixou de apresentar seus trabalhos.

Assim que terminou a aula, Lili saiu atrás do Tom e sua turma. Se tinha alguém aprontando, só podia ser ele!

Lili chegou até eles e sem rodeios disse:

— Vamos, Tom! Devolve o caderno do Theo!

— Que caderno, Lili? Não sei do que está falando! — respondeu Tom.

— Sabe, sim! Você não perde uma chance de provocar o Theo, e vi bem seu sorriso na sala quando ele ficou nervoso.

— Claro que não, Lili! A gente não faria uma coisa dessas.

Mas Tom não a enganava. Ela seguiu falando e se aproximando, cada vez mais sem paciência:

— Vocês não têm nada melhor para fazer do que atormentar os outros?

— Não, não temos! — disse Tom, dando risada com seus amigos, que faziam tudo o que ele mandava.

— Tá vendo?! Sabia que tinham sido vocês! Devolve logo, ou... você vai pagar caro! — Lili falou, já com cara de braba.

– Ah, é?! Vou pagar? Agora fiquei curioso! – ele falou, em tom irônico, como se debochasse dela.

Lili chegou bem perto do ouvido do Tom e disse baixinho:

— Se não devolver agora o caderno, a escola toda vai saber que você ainda dorme com a luz acesa e que até pouco tempo atrás ainda fazia xixi na cama...

Os olhos do Tom se arregalaram e ele ficou roxo de vergonha! Como ela sabia disso? Ele nunca comentou com ninguém! Em segundos tirou o caderno do Theo da sua mochila e entregou a Lili.

Ela saiu vitoriosa, correndo para alcançar Theo na saída da escola. Os outros meninos ficaram infernizando Tom para saber o que ela havia dito para ele, e por que devolveu o caderno. Tom, sem graça, disse:

— Só besteira! Nada a ver! Devolvi o caderno para ela deixar a gente em paz! Vocês também... Chega de perguntas. Socorro! Me deixem! — falou Tom, com a cara emburrada.

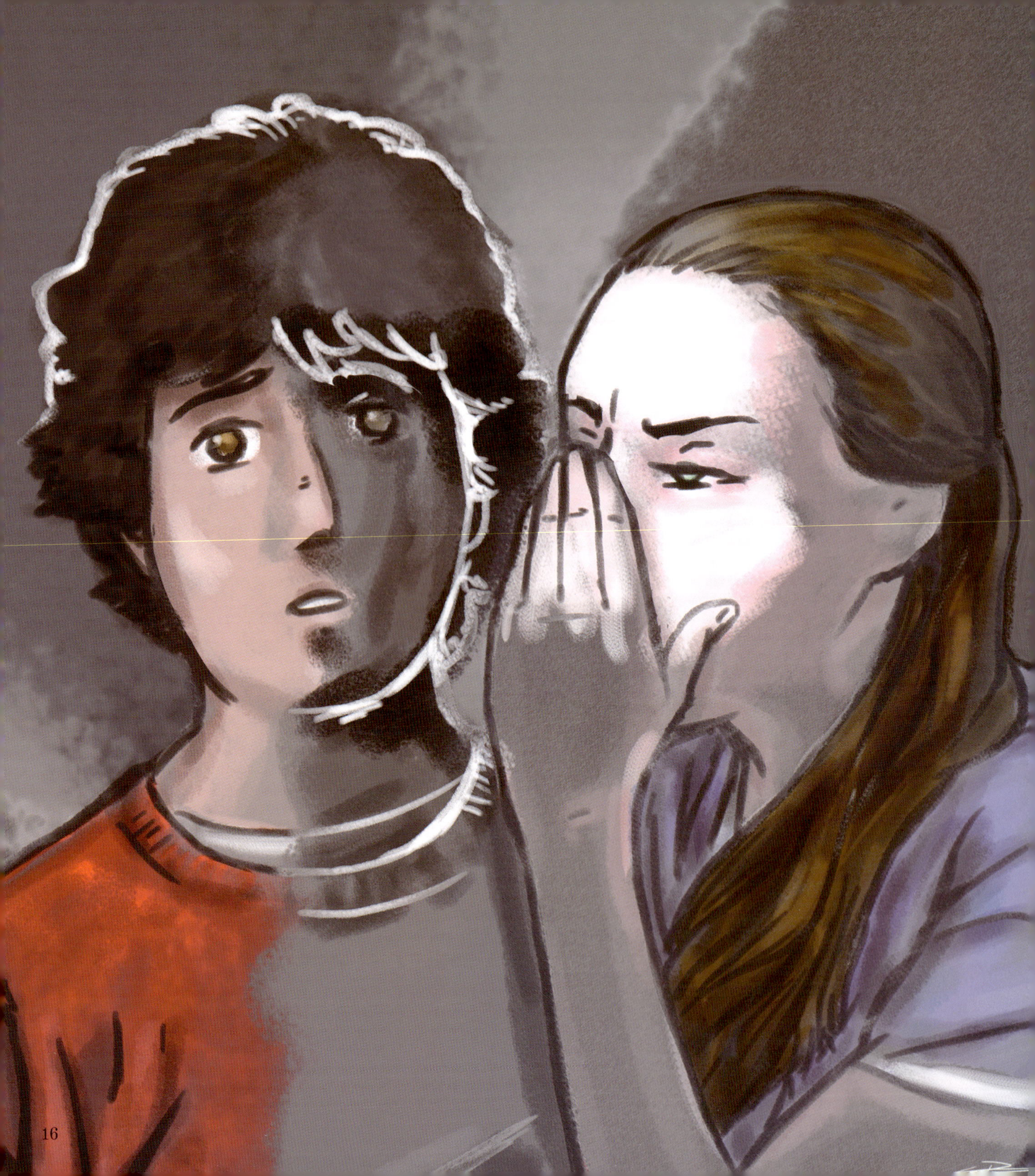

Na saída da escola Lili chegou perto de Theo e devolveu o caderno.

— Olha, peguei com o chato do Tom. Espero que fique tudo bem.

Theo mal conseguia responder. Toda vez que Lili falava com ele era sempre igual! Seu coração disparava e ele ficava mudo ou gaguejava. Foi o que aconteceu:

— Li-li-li-li... O-o-o-obrigado. Mas, co-co-como você co-co-conseguiu?

— Minha mãe tem um grupo de leitura que se reúne lá em casa, às vezes. A mãe do Tom faz parte do grupo, e digamos que um dia ouvi alguma coisa que serviu muito bem hoje. — Lili sorriu, olhando nos olhos de Theo.

O coração dele parecia que ia sair do peito. Ele sorriu de volta, agradeceu mais uma vez, abaixou a cabeça e saiu, com o rosto todo vermelho.

Lili era destemida e sempre foi boa em defender seus amigos. O que ninguém sabia era que ela, assim como Tom, tinha medo do escuro. Desde pequena seus pais tinham que deixar uma luz acesa no quarto para ela dormir. O escuro parecia trazer todos os seus pensamentos ruins. Os medos, que de dia não tinha, apareciam à noite. Não sabia explicar por quê. Ter aquela pequena luz acesa a fazia sentir-se protegida e garantia bons sonhos.

AVENTURAS NO ESCURO

Quando Theo chega da escola, a primeira coisa que faz é dar comida para o seu cachorro, Jack. Ele é branco, com manchas marrons, bonzinho e superagitado! Está sempre pronto para brincar e é muito companheiro!

Quando Theo se senta para ler, ele lê um parágrafo e joga a bolinha para o Jack buscar. Lê outro, e Jack volta todo feliz com a bolinha! Nessa rotina os dois se divertem muito!

Na mesa do jantar, sempre a mesma pergunta:

— E aí, Theo? Como foi a escola hoje? — pergunta o Papai.

— Normal — respondeu Theo, com uma voz desanimada.

— Ah, Theo, conta mais! O que foi mais divertido? — disse sua mãe, preocupada, tentando ajudar.

— Divertido?

Theo pensou, pensou, lembrou-se da emoção da Lili trazendo seus cadernos e disse:

— Não teve nada divertido, mãe. Posso ir para o meu quarto?

— Depois de escovar os dentes? Claro que pode — ela respondeu, ainda frustrada por não ter conseguido nada mais interessante na conversa.

O que sua mãe não entendia era como alguém podia sair de manhã tão animado e tagarela e voltar assim, mudo e sem graça. Para sua mãe, Theo era curiosamente misterioso.

Ele escovou os dentes, botou seu pijama e correu para o quarto. Leu seu livro do dia, apagou a luz e pronto!

Nessa noite ele foi, primeiro, um ninja. Muitas lutas e artes marciais. Voou no ar com seus golpes e salvou a menina em perigo, tão rápido, que ninguém entendeu o que tinha acontecido.

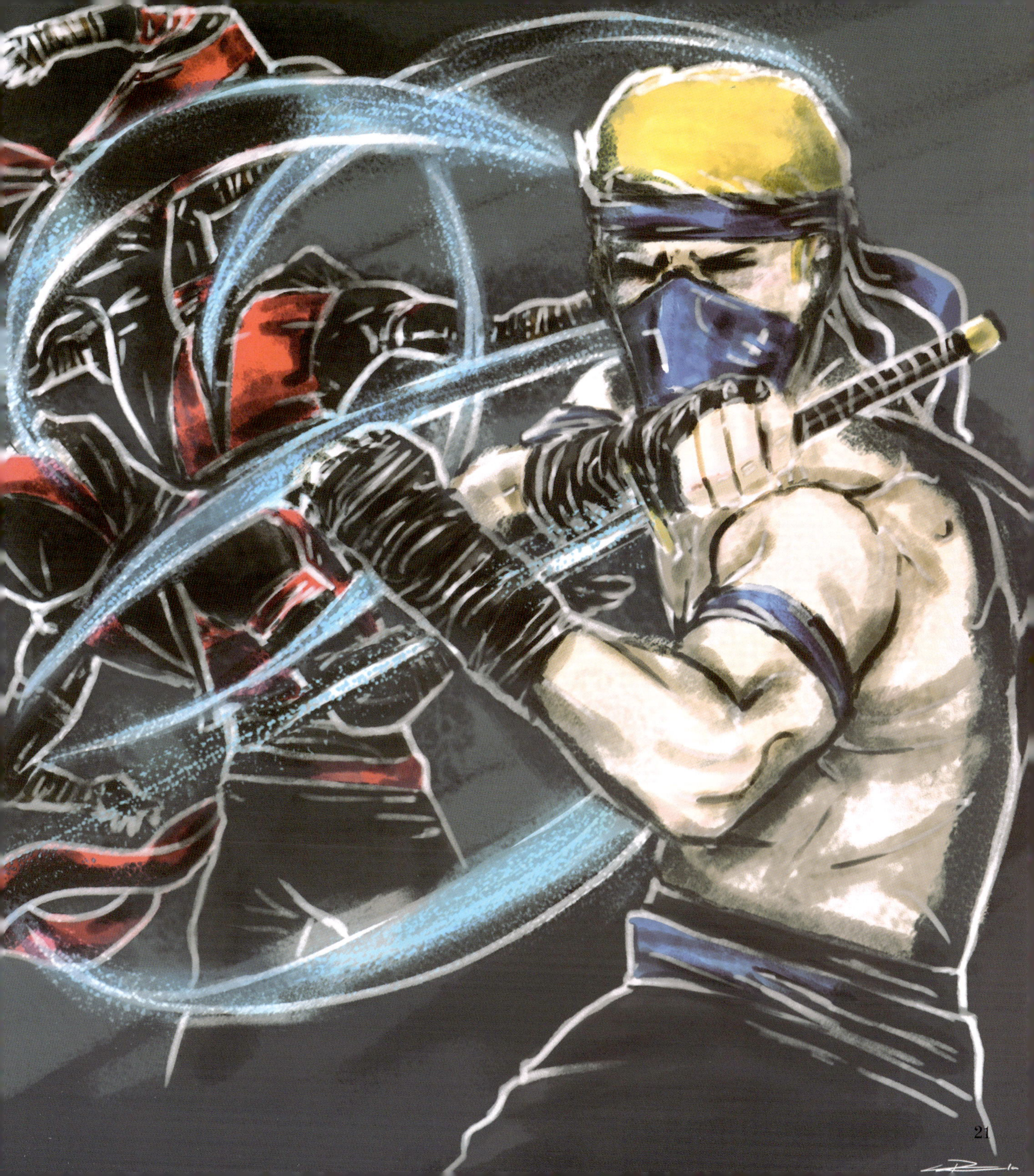

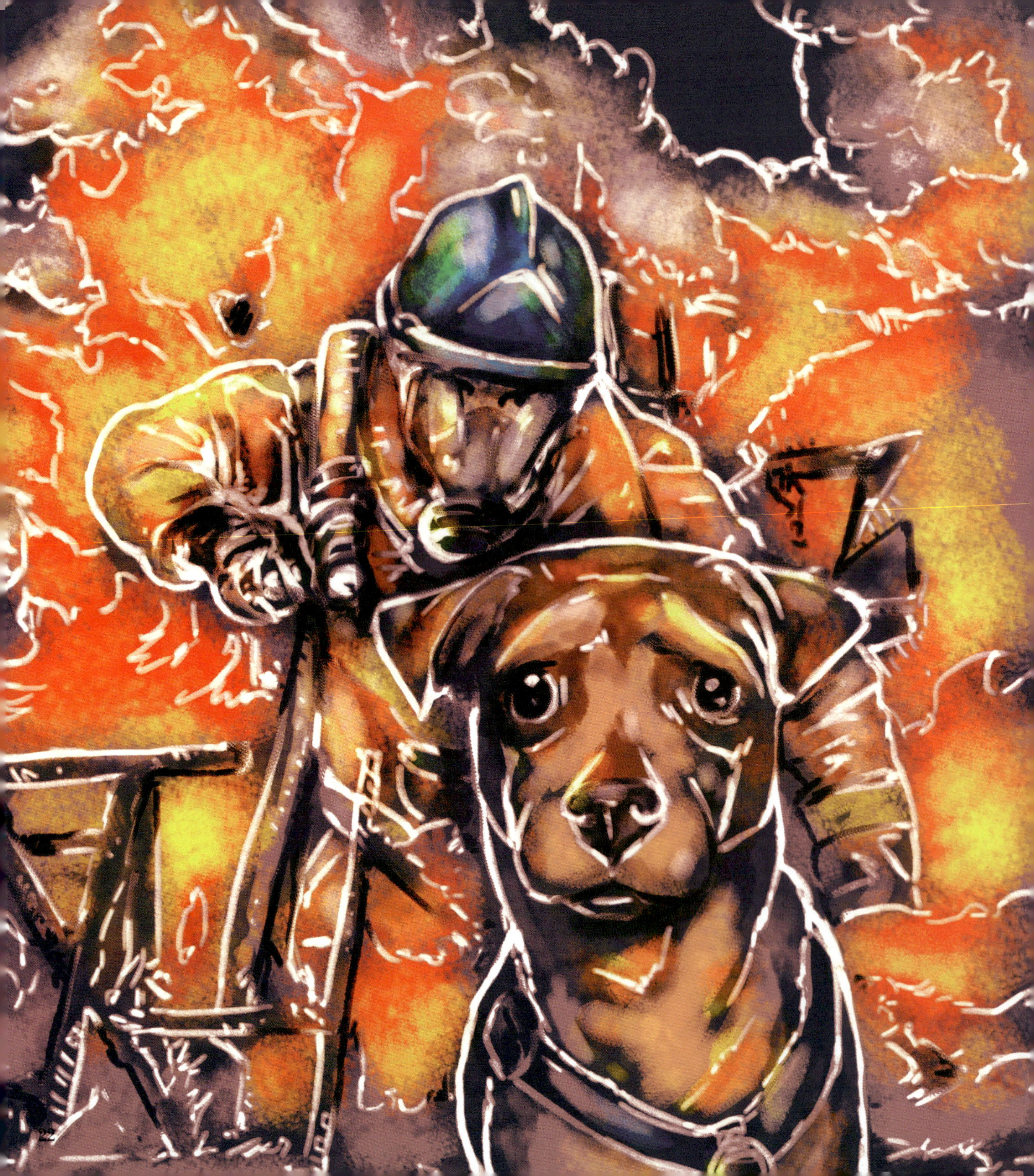

Poucos minutos depois ele foi um bombeiro. Com seu uniforme, chegou a um prédio em chamas. Tinha muita fumaça e estava difícil de enxergar. Ele ouviu ao longe um latido. Um cachorro estava preso no incêndio. Comandou sua equipe de resgate, e antes de tudo desabar estava com o cachorro em seus braços, devolvendo-o para seu dono.

Todos agradeceram a Theo, o bombeiro herói, e ele até apareceu no noticiário da televisão:

— Imagina! Não sou nenhum herói. Estava apenas fazendo meu trabalho — declarou Theo, vitorioso.

Alguns minutos se passaram e:

— Péééémmmm! Pééééééééééééémmmm!

O despertador gritou em seu ouvido.

Levantou todo animado, botou seu uniforme e desceu correndo tomar café. Como em todas as manhãs, meio comeu e meio tagarelou, contando suas façanhas da noite, divertindo seus pais.

CONFIE EM MIM

Na escola, no intervalo, Theo estava lendo no seu canto na pracinha, mas sempre de olho em Lili. Ela estava linda, conversando com suas amigas e rindo. Ele mal conseguiu prestar atenção nas páginas, que virava quase que automaticamente. Quando ela olhou para o Theo, ele congelou. Sentiu um gelo no peito, mas ao mesmo tempo seu rosto foi ficando todo vermelho. Não sabia o que fazer e saiu tropeçando, meio atrapalhado. Foi ler em outro lugar. Lili achava esse jeito dele uma graça.

Como eles moram perto, às vezes voltam juntos da escola, andando lado a lado.

Por medo de gaguejar, ele fica só escutando as mil e uma histórias que ela conta.

Lili tem uma gatinha, Nala, que é muito fofa, mas que não se dá muito bem com Jack. Algumas vezes Jack escapou da coleira em seu passeio e correu atrás da Nala. Mas depois da correria, Lili e Theo sempre riram da confusão. Essas lembranças e outras histórias faziam parte do caminho para casa. Quando voltavam juntos, Theo chegava em casa com um sorriso tímido no rosto.

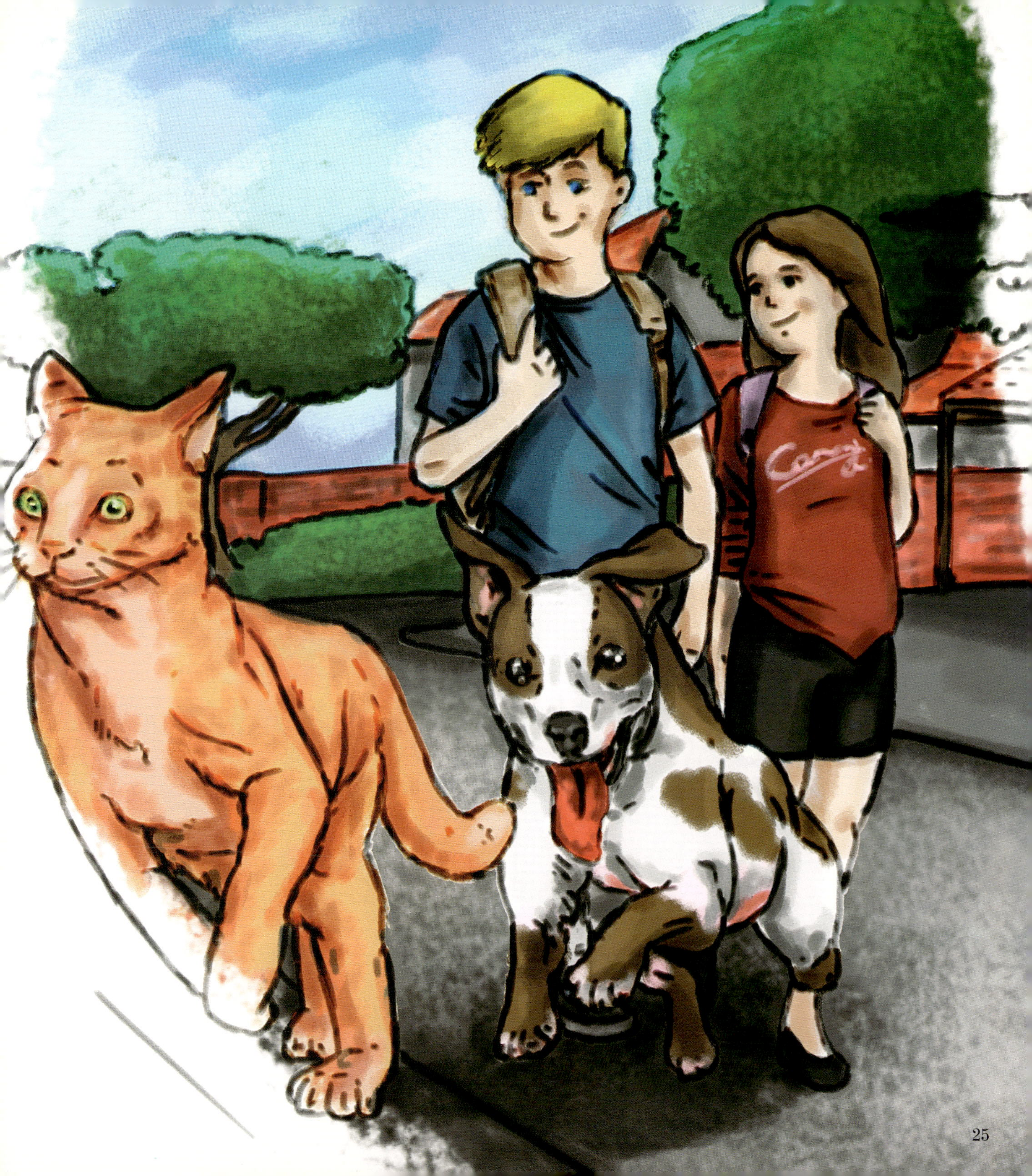

Numa sexta-feira pela manhã, quando Theo saiu para a escola, viu sua amiga desesperada! Nala tinha subido na árvore da frente de casa e miava sem parar. No impulso para salvar sua gatinha, Lili subiu sem pensar e acabou presa lá no alto. Ela estava perto da gata, mas não conseguia pegá-la. Também não conseguia mais descer. Seus pais já tinham saído para trabalhar, e ninguém sabia o que fazer.

As crianças da escola que faziam o mesmo caminho pararam uma a uma. Ficaram ali, vendo aquela cena sem saber o que fazer. Alguns tiraram fotos, outros fizeram vídeos. Mandavam mensagens contando para mais amigos e não paravam de se amontoar embaixo da árvore.

Theo foi o primeiro que se lembrou de chamar os bombeiros.

— Socorro! Precisamos de ajuda! Minha amiga e sua gata estão presas em uma árvore enorme e não conseguem descer!

— Tá bem, se acalme. Passe o endereço e logo iremos atendê-los.

— Sim! Rua das Maracas, bem na frente do número 572. Mas corram!

— Estaremos aí assim que possível. Só peça que eles não tentem descer até que o resgate chegue.

Nala estava nervosa. Tentou descer, se enroscou num galho fino e ficou ali, paralisada, miando sem parar. Estava por um fio. Lili, cada vez mais nervosa, tentou alcançá-la. Mas o galho em que Lili estava começou a rachar.

Todos embaixo da árvore gritaram:

— Cuidado! Não se mexa!

Theo não conseguia nem olhar para a árvore. Só de pensar no que podia acontecer, tremia da cabeça aos pés. Mal podia respirar.

Parecia que ele estava até mais assustado que Lili.

Foi aí que Theo escutou um *"crack"*. O barulho era do galho da Lili.

Ele fechou seus olhos e ficou tudo escuro. No escuro ele tinha coragem! Então ele percebeu que seu carinho por Lili era muito maior que seu medo. Respirou fundo e, quando abriu os olhos, não pensou duas vezes.

Largou sua mochila. Escalou a árvore sem olhar para baixo e chegou à altura de Lili:

— A mão! Me dê a mão, Lili!

Os dois se esticavam com toda a força, tentando se alcançar. Seus dedos estavam perto, mas faltava um pouco para conseguirem dar as mãos. Theo se aproximou um pouco mais. Conseguiu segurar a mão de Lili segundos antes de o galho se partir! Ela estava a salvo! Os dois se abraçaram, respirando aliviados. Até que Lili falou:

— Nala! Precisamos salvar a Nala! Ela está tão assustada...

— Os bombeiros estão vindo. Fique tranquila — disse Theo.

Os dois se olharam e Theo percebeu quanto Lili estava nervosa. Lili estava começando a chorar, sem saber se Nala aguentaria muito tempo naquele galho.

Ninguém entendeu de onde Theo tinha surgido. De onde tanta coragem? Ele, que tinha medo até da sombra, segurando Lili na árvore com tanta segurança.

Como se não bastasse, vendo o desespero da sua amiga, Theo deixou-a abraçada no tronco e se esticou para alcançar Nala. Ele parecia tão corajoso!

Quanto mais se aproximava, mais Nala ia para a ponta do galho. Theo estava mais tenso, e Lili, mais desesperada.

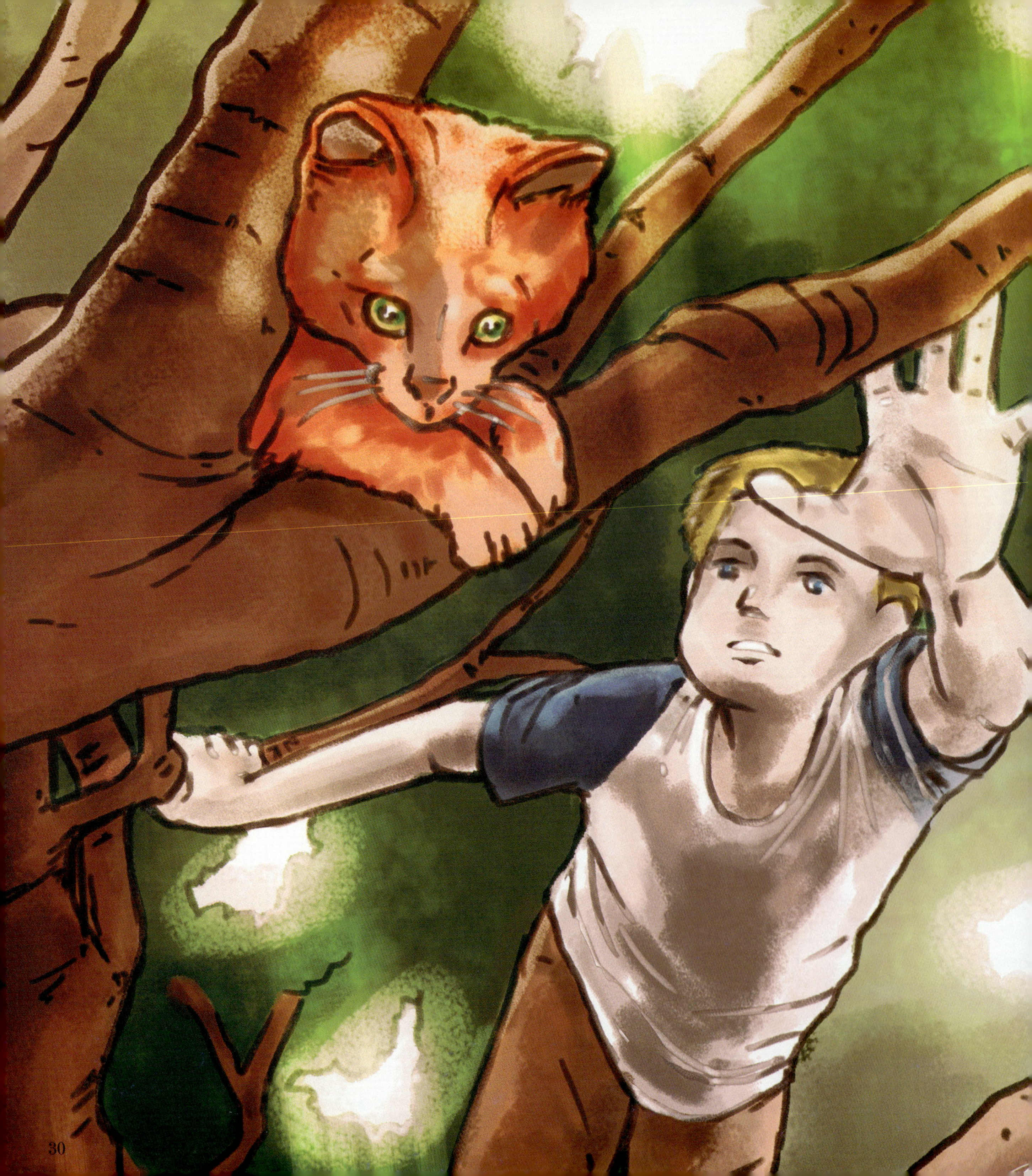

Foi aí que Jack, ouvindo a confusão, escapou de casa pela janela e correu, latindo sem parar, para perto da árvore de onde vinha a gritaria.

Com medo de Jack, Nala deu um salto e caiu nas costas de Theo. Suas unhas bem que arranharam um pouco, mas ele nem ligou.

Com as unhas da gata grudadas nas costas do seu uniforme, Theo desceu até perto da Lili.

Lili pegou Nala, e os três se abraçaram, suspirando.

Finalmente ouviram a sirene dos bombeiros se aproximando.

Quando tiraram os três da árvore, todos gritaram e aplaudiram felizes!

Theo mal podia acreditar naquilo tudo. Naquela sensação deliciosa de vitória, de conquista. Era como se ele agora pudesse tudo! Como se tivesse se libertado de medos que ele nem entendia.

O que ele não sabia era o que fazer com tanta gente! Todos o cercaram:

— Como teve coragem?

— Você não teve medo?

— E se você tivesse caído?

— Doeu a unha da Nala nas costas?

Olhavam para Theo com olhos surpresos e orgulhosos. Ele agora estava muito tranquilo e seguro. Respondeu apenas a uma única pergunta:

— Onde aprendeu tudo isso e como soube o que fazer?

– Aprendi com o "escuro". Quem não tem medo do escuro não precisa ter medo de nada! – ele respondeu todo feliz, segurando firme a mão da Lili.

FIM

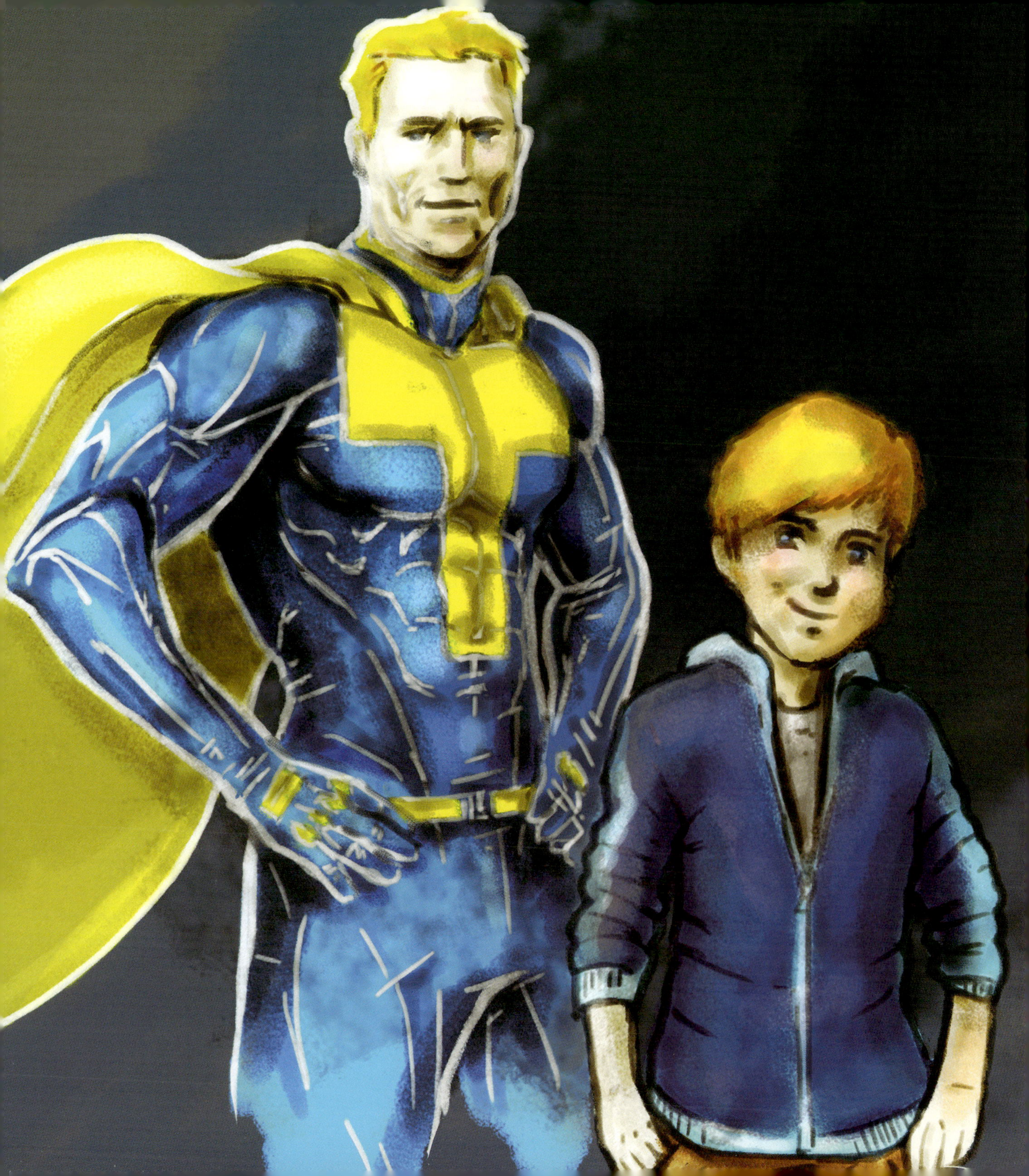

Sobre o ilustrador

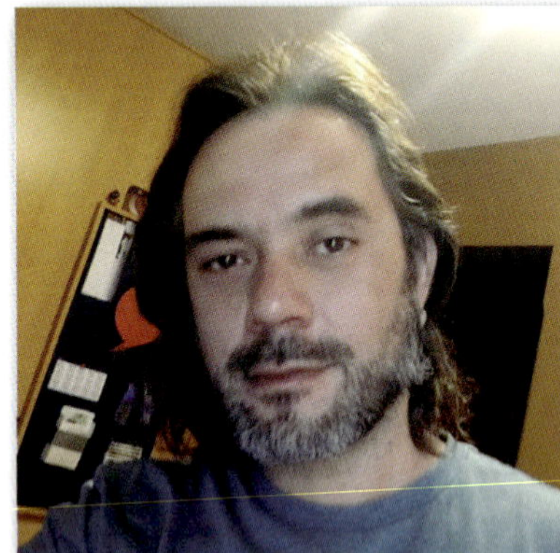

Logan Portela é formado em Desenho Industrial pela PUC-PR em 2004, com especialização em Comunicação, Cultura e Arte na mesma instituição. Sócio-fundador da LON Produções Culturais. Atua no mercado como artista gráfico, desenvolvendo trabalhos nos ramos de ilustração, arte digital, fotografia, escultura 3D e tradicional, e design gráfico. Seu trabalho como ilustrador já segue com diversos livros publicados com temáticas e estilos diferentes, dentre eles o finalista do prêmio Jabuti de 2019 na categoria Livro Infantil. Sempre buscando a mescla entre a realidade e a fantasia, o sonho e a realização, explora diversos traços para dar aos seus trabalhos uma personalidade própria.

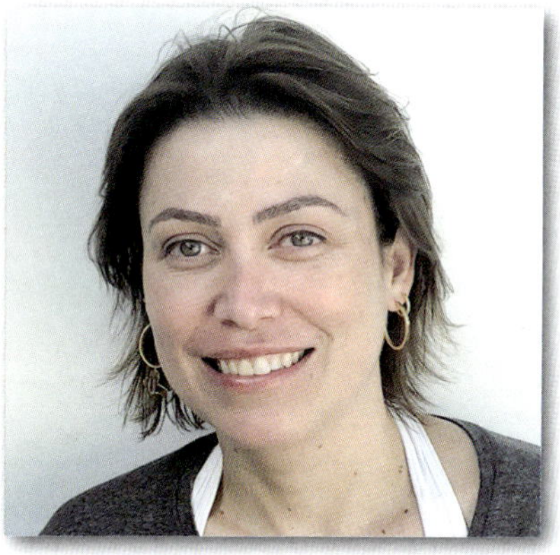

Sobre a autora

Carolina Alves é médica e vive em Curitiba, cidade onde nasceu. Ha alguns anos, inspirada por sua filha, entrou de corpo e alma na literatura infantil. Foi assim que da "mãe" nasceu a "escritora". Sua primeira história que ganhou páginas e virou livro foi *Barnabé e a Festa na Lagoa*. Muitas outras ideias surgiram, e assim, lançou seu segundo livro, *Bom Dia, Piti!*. Esses livros despertaram ainda mais vontade de escrever, e agora a autora embarca junto com Theo nessa nova história: *Theo e Suas Aventuras no Escuro*. Um pouco da Carolina está em cada um dos seus personagens, e a cada história que conta fica ainda mais instigada a colocar no papel suas ideias. Certamente logo teremos histórias novas vindo por aí!

Leia também, da autora:

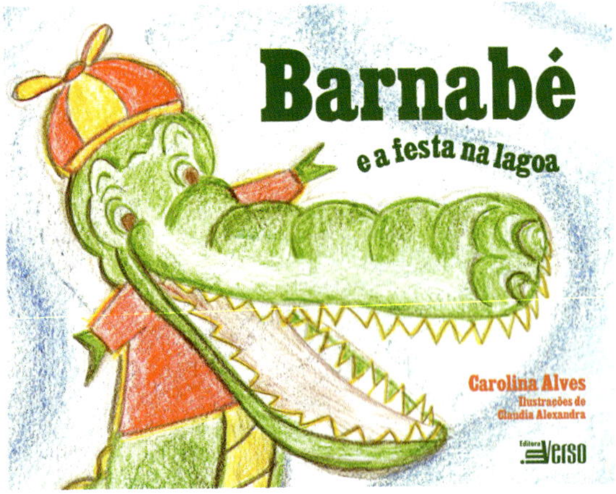

BARNABÉ E A FESTA NA LAGOA

O mundo-criança da autora ressurgiu com o nascimento de sua filha. Aprendendo e vendo todas as novidades do desenvolvimento infantil, Carolina achou uma coisa que nunca mudou: a leitura e contação de histórias. Foi na brincadeira, inventando personagens e aventuras, que surgiu o Barnabé.

E nessa diversão gostosa a história tomou forma. A amizade tão preciosa, com todas as suas alegrias e dificuldades, que marcam nossa vida, tornou-se o tema principal. A história evoluiu e agora é compartilhada com toda essa alegria que é o jacaré Barnabé descobrindo a amizade.

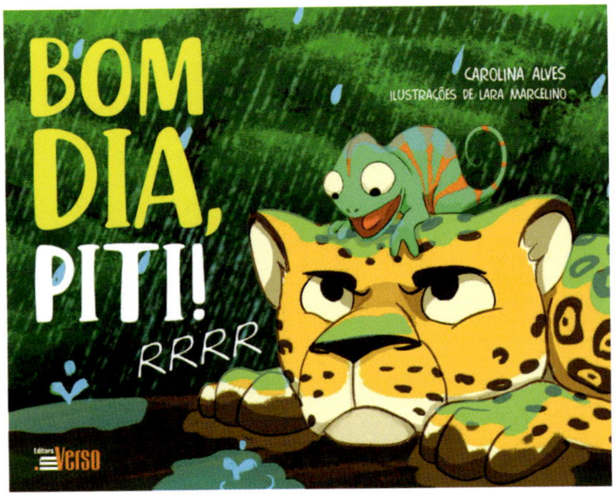

BOM DIA, PITI!

Neste divertido livro, o tema central e inspirador é a bonita amizade entre uma onça rabugenta e um camaleão super alegre!

"BOM DIA, PITI!" ABORDA a importância de entender as diferentes personalidades de cada um e também de viver os dias com mais alegria e leveza!